BEI GRIN MACHT SICH IHR WISSEN BEZAHLT

- Wir veröffentlichen Ihre Hausarbeit, Bachelor- und Masterarbeit

- Ihr eigenes eBook und Buch - weltweit in allen wichtigen Shops

- Verdienen Sie an jedem Verkauf

Jetzt bei www.GRIN.com hochladen und kostenlos publizieren

Carsten Matuschek, M.Sc.

Behandlung von Säuglingen mit obstruktiver Atemwegsstörung durch pre-epiglottischen Platten mit Tubus

Unter Einbeziehung der Eltern als Hilfs-Therapeuten

GRIN Verlag

Bibliografische Information der Deutschen Nationalbibliothek:

Die Deutsche Bibliothek verzeichnet diese Publikation in der Deutschen Nationalbibliografie; detaillierte bibliografische Daten sind im Internet über http://dnb.d-nb.de/ abrufbar.

Dieses Werk sowie alle darin enthaltenen einzelnen Beiträge und Abbildungen sind urheberrechtlich geschützt. Jede Verwertung, die nicht ausdrücklich vom Urheberrechtsschutz zugelassen ist, bedarf der vorherigen Zustimmung des Verlages. Das gilt insbesondere für Vervielfältigungen, Bearbeitungen, Übersetzungen, Mikroverfilmungen, Auswertungen durch Datenbanken und für die Einspeicherung und Verarbeitung in elektronische Systeme. Alle Rechte, auch die des auszugsweisen Nachdrucks, der fotomechanischen Wiedergabe (einschließlich Mikrokopie) sowie der Auswertung durch Datenbanken oder ähnliche Einrichtungen, vorbehalten.

Impressum:

Copyright © 2013 GRIN Verlag GmbH
Druck und Bindung: Books on Demand GmbH, Norderstedt Germany
ISBN: 978-3-656-37284-4

Dieses Buch bei GRIN:

http://www.grin.com/de/e-book/209325/behandlung-von-saeuglingen-mit-obstruktiver-atemwegsstoerung-durch-pre-epiglottischen

GRIN - Your knowledge has value

Der GRIN Verlag publiziert seit 1998 wissenschaftliche Arbeiten von Studenten, Hochschullehrern und anderen Akademikern als eBook und gedrucktes Buch. Die Verlagswebsite www.grin.com ist die ideale Plattform zur Veröffentlichung von Hausarbeiten, Abschlussarbeiten, wissenschaftlichen Aufsätzen, Dissertationen und Fachbüchern.

Besuchen Sie uns im Internet:

http://www.grin.com/

http://www.facebook.com/grincom

http://www.twitter.com/grin_com

institut

Behandlung mit pre-epiglottischen Platten mit Tubus bei Säuglingen mit obstruktiver Atemwegsstörung unter Einbeziehung der Eltern als „Ko Therapeuten"

Carsten Matuschek, M.Sc., Ztm

**Institut für chirurgische Prothetik und Epithetik
Klinikum Westend Haus W
Spandauer Damm 130
14050 Berlin**

Inhaltsverzeichnis

1.0 Einleitung

2.0 Klinik

3.0 Ätiopathogenese

4.0 Therapieplan

5.0 Material und Methoden

6.0 Ergebnisse

7.0 Diskussion

8.0 Zusammenfassung

9.0 Literaturverzeichnis

10 Bildverzeichnis

1. Einleitung

Bei Neugeborenen, insbesondere dem Frühgeborenen, ist es die unreife zentrale Regulation, die zu Apnoen und Bradycardien führt. Im jungen Säuglingsalter überwiegen die zentralen Apnoen (fehlende Atembewegungen mit fehlendem Flow Nasal) und der Anteil der obstruktiven Apnoen (fehlende Flow nasal bei vorhandener Atmungsaktivität) beträgt weniger als 10%. Zahlreiche Frühgeborene unter der 35. Gestationswoche brauchen eine Atemstimulation mittels Medikamenten oder gar einer maschinellen Unterstützung der Atmung mittels Nasen –CPAP (über nasopharyngealen Tubus oder spezielle nasale Prongs); wenige ganz unreife Frühgeborene bedürfen sogar einer Druckbeatmung via Nasotrachealtubus [1]. Einengungen und neuromotorische Dysfunktionen der oberen Atemwege führen in zahlreichen Fällen zu einer behinderten Atmung, vor allem im Schlaf, wenn der Muskeltonus der oberen Atemwege abnimmt und die Obstruktion zunimmt. Dazu gehören Choanalstenosen /-Atresie, Makroglossie, Mikro-/Retrognathie, nasale Fremdkörper, Polypen, Speicherkrankheiten, allergische Rhinitis, Zustand nach Gaumenspaltenverschluss oder im Rahmen von zahlreichen Syndromen mit kraniofazialen Missbildungen wie das Apert-Syndrom, Crouzon-Syndrom, Pfeiffer-Syndrom, Pierre-Robbin-Sequenz, Achondroplasie, Trisomie 21, Treacher-Collins-Sydrom, Tumore und viele mehr[1]. Sher untersuchte Kinder mit craniofazialen Fehlbildungen, mit Hilfe von Nasopharyngoskopien und fand heraus, dass es vier verschiedene Mechanismen gibt, die eine Obstruktion der oberen Atemwege verursachen, die in Abbildung 1- 4 dargestellt werden [2, 4].

Mit der pre-epiglottischen Platte mit Tubus können Säuglinge mit der Typ-3-Obstruktion und Typ-4-Obstruktion behandelt werden. Bei der Typ-3-Obsruktion prolabieren sich die medialen Rachenwände und lagern sich dort aneinander. Durch das sphinkterartige kontrahieren der Rachenwände stellt sich eine zirkuläre Typ-4-Obstruktion ein. Die Atemwegsverlagerung in Zusammenhang mit Mikro- oder Retrognathie wurde erstmals 1911 von Shukowski beschrieben, er beobachtete bei Patienten mit infantiler Micrognathie einen von vorne nach hinten verkürzten Unterkiefer, der durch die tief in den Rachen gesenkte Zungenbasis, die auf die Epiglottis drückte, zu schwerwiegender respiratorischer Insuffizienz führte und nannte diese Erscheinung „Stridor inspiratorius congenitus" [3]. Dieser Symptomkomplex ist heute besser bekannt als Pierre-Robin-Sequenz, er beschrieb 1923 eine Reihe Neugeborener mit Micro- oder Retrognathie, Glossoptose und Ateminsuffizienz [4].

Ziel dieser Arbeit ist es die Behandlung mit pre-epiglottischen Platten mit Tubus bei Säuglingen mit Typ-3-Obstruktion und Typ-4-Obstruktion aufzuzeigen.

Typ-1-Obstruktion

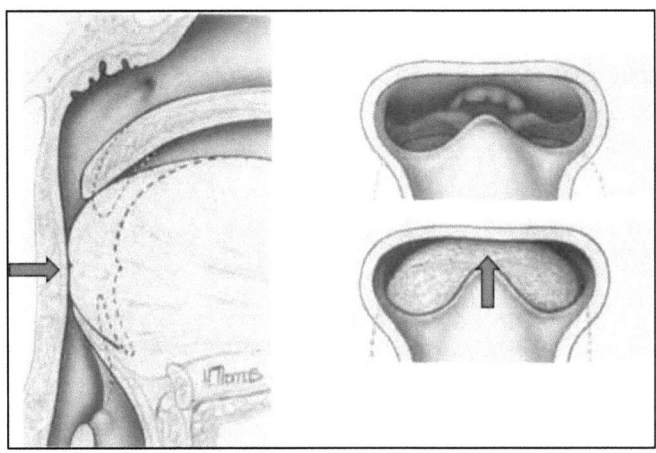

Abb. 1 Typ-1-Obstruktion
Der Zungenrücken reicht bis an die Rachenhinterwand zurück und führt zu einer überwiegend anteriorposterioren Obstruktion.

Typ-2-Obstruktion

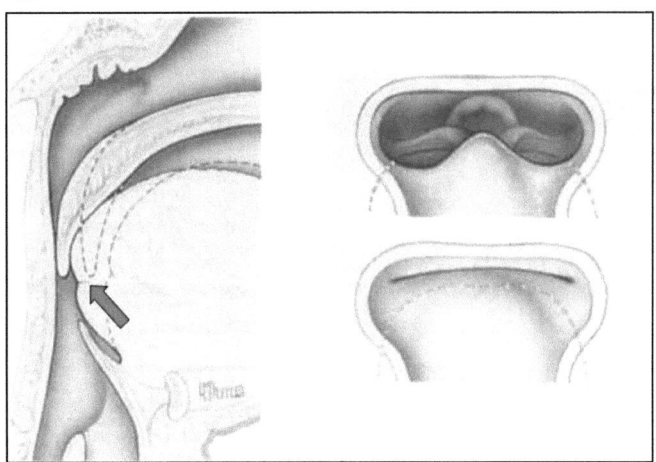

Abb. 2 Typ-2-Oobstruktion
Das Gaumensegel lagert sich zwischen den Zungenrücken und die Rachenhinterwand.

Typ-3-Obtsruktion

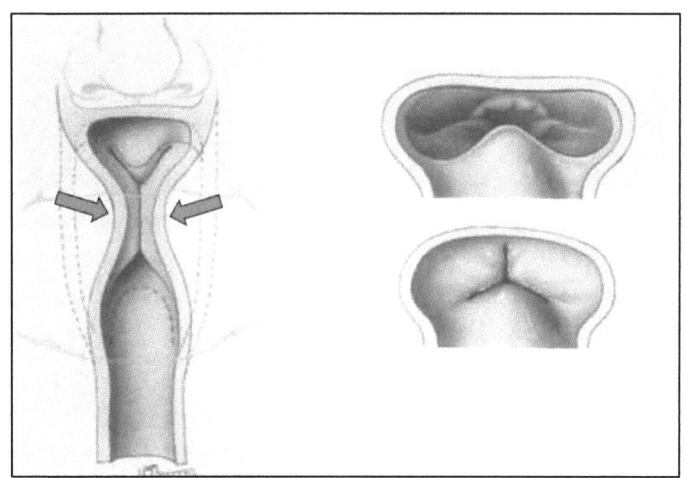

Abb. 3 Typ-3-Obstruktion
Die nach medial prolabierenden Rachenwände verschließen den Pharynx in der Transversalen.

Typ-4-Obstruktion

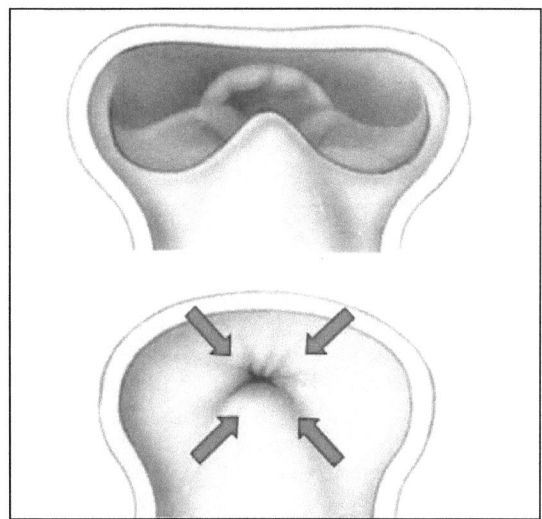

Abb. 4 Typ-4-Obstruktion
Aus einer sphinkterartigen zirkulären Kontraktion der Rachenwände resultiert eine Obstruktion.

2.0 Klinik

Patienten mit Pierre Robin Sequenz haben eine typischerweise U-förmige Spalte und betrifft Weichgaumen oder Hart- und Weichgaumen wie in Abbildung 5 und 6 dargestellt. Sie fallen häufig durch ein fliehendes Kinn auf, wie in Abbildung 7. Das relevante klinische Leitsymptom aber ist eine obstruktive Ventilationsstörung, die in verschiedenen Ausprägungen, von mild bis lebensbedrohlich, auftreten kann. Die Obstruktionen müssen nicht zwingend in den ersten Lebenstagen auftreten, in manchen Fällen bilden sie sich erst in den ersten vier Lebenswochen aus [6]. Für den Säugling mit einer stark ausgeprägten Pierre Robin Sequenz ist eine weitgehend selbstständige und effiziente Atmung, im günstigsten Fall nur mit hohem muskulären Aufwand, zur Überwindung der obstruktiven pharyngealen Blockade und durch deutlich verstärkten Einsatz der Atemhilfsmuskulatur möglich (Dyspnoe) [7]. Begleitend führen Ernährungs- und Schluckstörungen, häufiges Erbrechen und Aspiration, zu intermittierender zerebraler Hypoxie, Hyperkapnie, Entwicklungs- und Gedeihstörungen, pulmonaler Hypertonie und Rechtsherzbelastung. Auch unerwartetes, plötzliches Versterben gehört zu den möglichen Folgen [7, 8]. Die Säuglinge können die Gedeihstörungen, sofern ihre obstruktive Atemstörung ausreichend therapiert wurde, bis zum Ende des ersten Lebensjahres jedoch wieder aufholen [9].

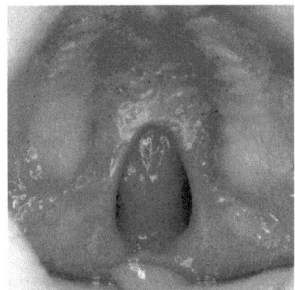
Abb. 5 isolierte Velumspalte

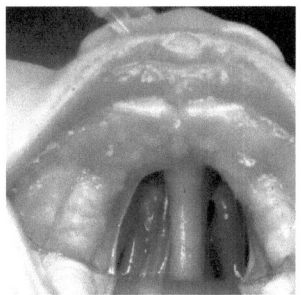
Abb. 6 komplette Gaumenspalte

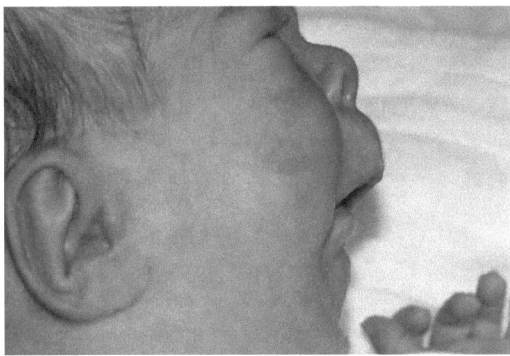

Abb.7 Säugling mit Pierre Robin Sequenz

2.1 Ätiopathogenese

Die Ätiologie der Lippen-, Kiefer-, Gaumenspalten oder Pierre Robin Sequenz ist noch immer uneinheitlich und auch weitgehend ungeklärt. Sicher ist jedoch, dass sowohl Genschäden (endogene Faktoren), die durch die Erbanlage übertragen werden, als auch Fruchtschäden (exogene Faktoren), die von außen auf dem Embryo einwirken, für ihre Entstehung von Bedeutung sind [10].

Unter endogenen Ursachen wird die erblich bedingte Schädigung eines oder mehrerer Gene bzw. Genabschnitte, die für die Entwicklung der Gesichtsanteile zuständig sind, verstanden. Die Vererbung einer Spalte ist einer der häufigsten ätiologischen Faktoren und wird von verschiedenen Autoren mit Prozentzahlen zwischen 15% und 33% angeben [12, 13].

Neben den verantwortlichen endogenen Faktoren lassen sich auch einige exogene Faktoren anführen. So ist aus tierexperimentellen Untersuchungen bekannt, dass Mangelernährung und vor allem Vitamin A, B und E – Entzug oder – Überdosierung zu einer Spaltentstehung führen kann. Die gleiche Wirkung lässt sich durch Medikamente wie Kortikosteroide, Thalidomid u. a. erreichen. Auch wird dem Alkohol- und Nikotinabusus während der Schwangerschaft eine fruchtschädigende Wirkung zugeordnet. So weisen Raucherinnen ein deutlich höheres Risiko auf, ein Kind mit einer Lippen-, Kiefer-, Gaumenspalte oder einer isolierten Gaumenspalte mit Pierre Robin Sequenz zur Welt zu bringen, als Nichtraucherinnen. Dabei steigt das Risiko mit der Anzahl der gerauchten

Zigaretten [14]. Des Weiteren können Stress und starke psychische Belastung bzw. psychische Traumen während der Schwangerschaft das Risiko einer Spaltbildung dahingehend erhöhen, als es dabei zu vermehrter Ausschüttung von Nebennierenhormonen kommt, die eine schädliche Wirkung entfalten oder andere schädigende Faktoren verstärken können [15]. Weiterhin sind ionisierende Strahlung und Chemikalien aus Medizin und Industrie, sowie die sogenannten dysplastischen Faktoren zu nennen. Hierzu werden vor allem das zu hohe oder zu niedrige Alter der Mutter, ein überreifes Ei oder Störungen der Eierstockfunktion gerechnet [16]. Nicht zuletzt werden Spaltbildungen durch Erkrankungen der Mutter während der Schwangerschaft hervorgerufen. Eine besondere Rolle spielt dabei der Diabetes mellitus, sowie die Rötelinfektion als virale Erkrankung [17].

Rintaler ist der Meinung, dass eine genetisch determinierte Wachstumsstörung von Ober- und Unterkiefer die drei Kardinalsymptome entstehen lässt [18, 19]. Andere wiederum bevorzugten das Konzept der sequentiellen Entstehung, d.h. dass zuerst das retardierte Kieferwachstum vorliegt, zum Beispiel durch Fehllage des Fetus im Mutterleib, durch Interposition der Zunge oder durch eine genetische Störung und daraus kann eine Gaumenspalte und Glossoptose resultieren [20, 21, 22].

Erscheinungsformen und Häufigkeit

Kongenitale Tumore finden sich bei 1:12500 bis 1:27500 der Lebendgeborenen. Durch pränatale Diagnostik ist Anzahl, im Laufe der Jahre konstant gestiegen mittlerweile wird ein Großteil der fetalen Tumore pränatal erkannt [37]. Die meisten Tumore treten im Bauchraum auf (70%). Nur jedes zehnte entwickelt sich im Brustkorb und noch seltener auch im Halsbereich (10%).

Das von Shukowski erstmals 1911 beschriebene und heute als „Pierre Robin Sequenz" bekannte Krankheitsbild, kommt mit einer Häufigkeit von 1:8500-14000 vor [23, 24, 25]. Der Grund für diese große Varianz in den Angaben zur Häufigkeit liegt unter anderen im Mangel an größeren epidemiologischen Studien, nosologischen Unklarheiten (manche Autoren setzen das Vorhandensein einer Gaumenspalte voraus) und unterschiedlich häufiger Diagnosestellung in weniger ausgeprägten Fällen oder in komplexen Fällen mit Syndromassoziation [26].

4.0 Thearpieplan

Das Therapeutische Verfahren hängt von dem Typ der Obstruktion ab, bei der Pierre Robin Sequenz ist es von dem Schweregrad des Syndroms abhängig. Es ist keine international anerkannte Standardmethode definiert. Die Therapieansätze richten sich nach dem dominierenden Symptom und nach der Einschätzung des Behandlers, hinsichtlich der Abfolge von Sofort- und Kurativmaßnahmen mit konservativem, kieferorthopädischem oder operativem Hintergrund [27]. Die Behandlung der Kinder mit Pierre Robin Sequenz ist eine interdisziplinäre Herausforderung für Pädiater, Prothetiker, Kieferchirurgen, HNO-Ärzte und Logopäden.

Das Einbeziehen der Eltern in die Behandlung ist obligat, denn die Bedeutung der Familie und des individuellen sozialen Umfeldes für die Bewältigung chronischer Krankheiten ist allgemein anerkannt. So wird die Förderung und Therapie der Kinder besonders erfolgreich sein, wenn die Einbeziehung der Eltern gleichsam als „Ko- Therapeuten" erfolgt. [28, 29]. Die Geburt eines Kindes mit einer Spaltbildung kann für die Eltern eine hohe emotionale Belastung bedeuten, ohne das es notwendigerweise in allen Fällen zu einer negativen Beeinflussung der Eltern-Kind-Beziehung führt, denn dafür ist der psychologische Hintergrund der Eltern maßgeblich [30].

Die pre-epiglottische Platte mit Tubus wie in Abbildung 8 dargestellt, wird endoskopisch und mit Hilfe von biometrischer Analytik hergestellt und eingesetzt, so dass ein definierter Druck auf den Zungengrund und die Epiglottis ausgeübt wird. Die pre- epiglottische Platte mit Tubus ist eine an ihrer Umgebung angepasste Konstruktion (Beweglichkeit der Epiglottis und Beweglichkeit des Zungengrundes), so dass Atmung und Nahrungsaufnahme möglich sind. Damit wird das Zurückfallen der Zunge und das Einfallen des Larynxpharynx Bereichs oder Oropharynx Bereichs verhindert. Das endoskopische Eingliedern der Versorgung wird in der Regel in den ersten 3 Lebenswochen gut toleriert, wie in Abbildung 9 zu sehen ist. Mit den Eltern wird das Eingliedern und das Reinigen der Platte geübt („Ko-Therapeuten"). Nach 3-7 Tagen stationärem Aufenthalt werden die Kinder mit Heimmonitoring mittels Pulsoxymetrie entlassen. Der operative Verschluss der Spalte, Operation des Tumors sowie das operationsmethodische Vorgehen variiert, auch das von dem Behandler als optimal angesehene Operationsalter. Die Velum- oder Gaumenspalten werden in der Regel im Lebensalter von 3 bis

6 Monaten und bei einen Gewicht von ca. 5000g verschlossen. Der operative Verschluss der Velum- oder Gaumenspalte bringt in erster Linie eine Verbesserung im Oropharynx Bereich und das Wachstum des Unterkiefers wird begünstigt.

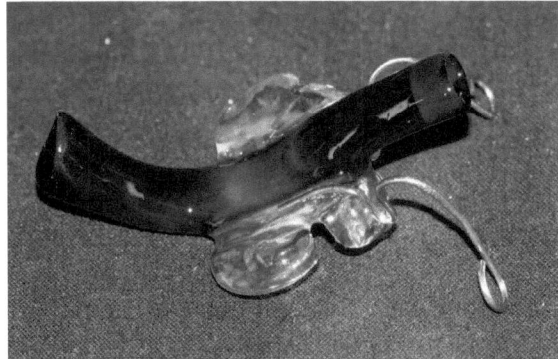

Abb. 8
pre-epiglottische Platte mit Tubus

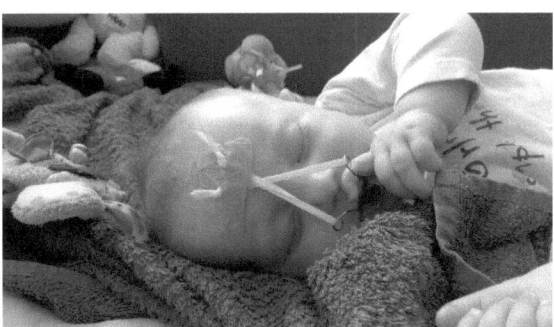

Abb. 9
schlafender Säugling
mit pre-epiglottischer Platte mit Tubus

5.0 Material und Methoden

In dieser Studie wurden 5 Patienten mit Pierre Robin Sequenz mit Velum- oder Gaumenspalte, sowie 3 Patienten die eine tumorbedingte Typ-3-Obstruktion (Glossoptose) und Typ-4-Obstruktion mit Atemwegsverlagerung hatten eingeschlossen. Die Behandlung erfolgte zwischen 2010 und 2012 die in Berlin, im Institut für chirurgische Prothetik und Epithetik.

Die Abdrucknahme erfolgte mit Silikon (Xantopren®H, Bayer Dental, Leverkusen, Deutschland) jeweils in der ersten Lebenswoche.

Die pre-epiglottische Platte mit Tubus ist aus zwei Teilen aufgebaut. Ein Teil, dient als Basis mit einem pharyngealen Tubus die den Gaumenbereich mit eventueller Gaumenspalte abdeckt und Halteelementen, die das Abheben der Konstruktion verhindern wie in Abbildung 10 dargestellt. Die Halteelemente werden mit Klebestreifen auf der Stirn befestigt. Der pharyngeale Tubus wird mit Hilfe des Endoskops und biometrischer Analyse hergestellt und eingegliedert, so dass ein definierter Druck auf dem Zungengrund ausgeübt wird. Die pre-epiglottische Platte mit Tubus ist eine Konstruktion, die an ihre Umgebung angepasst wird (Beweglichkeit der Epiglottis und Beweglichkeit des Zungengrundes), so dass Atmung und Nahrungsaufnahme möglich sind. Durch den definierten Druck, der auf den Zungengrund ausgeübt wird, kommt es zu einer Vorverlagerung der Zunge und einer Stimulation des Unterkieferwachstums. Das Lumen und Form des Tubus wird anhand der anatomischen Gegebenheiten des Säuglings berechnet und angepasst.

Der definierte Druck wurde mit Hilfe eines Kraftmessgerätes der PCE-FG 50 Serie errechnet. Um die hohe Genauigkeit von 0,05% zu erzielen, berücksichtigt das Kraftmessgerät die Erdanziehungskraft ihres Messortes. Diese Gravitationskraft wird mit Hilfe von GPS Daten bestimmt. Das Kraftmessgerät hat zwei Messgeschwindigkeiten, die mit einer Messrate von bis 40 Werten die Sekunde eine sehr gute Echtzeitaufnahme ermöglichen.

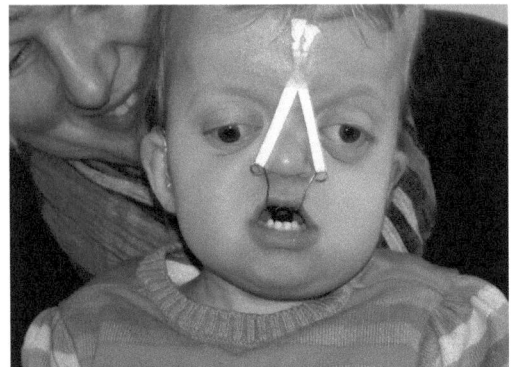

Abb. 10
Kind mit eingegliederter pre-epiglottischer Platte mit Tubus und fixation mit Klebestreifen auf der Stirn.

6.0 Ergebnisse

Im Zeitraum zwischen 2010 und 2012 wurden 5 Säuglinge mit Pierre Robin Sequenz mit Velum- oder Gaumenspalte und 3 Patienten mit Atemwegsverlagerung behandelt. 5 Säuglinge hatten eine Typ-3-Obstruktion und 3 Säuglinge eine Typ-4-Obstruktion mit Atemwegsverlagerung. Die Therapie mit der pre-epiglottischen Platte mit Tubus führte, in den hier geschilderten Fällen, zu einer sofortigen Verbesserung der Sauerstoffsättigung und der Atemexkursionen. Durch die mechanische Beseitigung der Typ-3-Obstruktion (medial prolabierende Rachenwände) und Typ-4-Obstruktion (sphinkterartigen zirkulären Kontraktion der Rachenwände), kam es zu einer Funktionsverbesserung der Luftpassage. Durch Logopädie und Stillberatung wurde der Schluckvorgang und die Nahrungsaufnahme wie in Abbildung 11 und 12 geübt, so dass nach kurzer Zeit der Eingewöhnungsphase der Platte es möglich war, dass die Patienten selbständig Trinken konnten und die Magensonde entfernt wurde. In den ersten zwei bis drei Tagen mussten die Säuglinge mehrfach abgesaugt werden, es kam zu einer vermehrten Sekretbildung. Die Patienten konnten in der Regel nach 3-7 Tagen die Klinik verlassen. Nach 3-6 monatigem Tragen der pre-epiglottischen Platte mit Tubus wurde die Velum- oder die Gaumenspalte operativ verschlossen. Bei 5 Säuglingen, die operativ verschlossen wurden, kam es zu keiner weiteren Atemwegsverlagerung und zu Sauerstoffsättigungsabfällen, 3 Säuglinge die eine tumorbedingte Typ-4-Obstruktion haben, befinden sich noch in Behandlung verschiedener Fachbereiche.

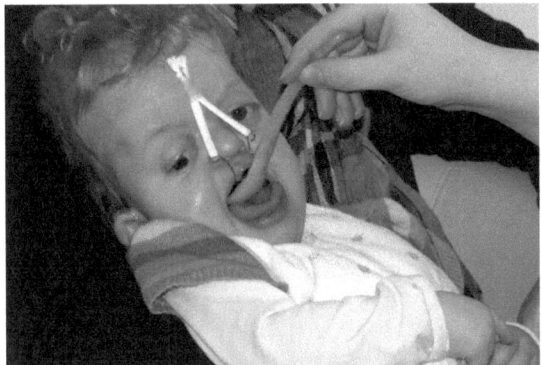

Abb. 11
Kind mit pre-epiglottischer Platte mit Tubus beim Essen

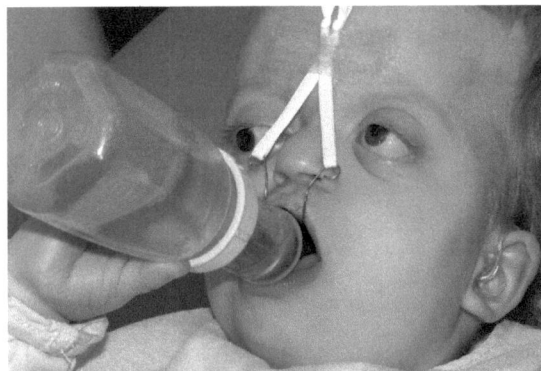

Abb. 12
Kind mit pre-epiglottischer Platte mit Tubus beim Trinken

7.0 Diskussion

Bei 5 Säuglingen mit einer Typ-3-Obstruktion und 3 Säuglingen mit einer Typ-4-Obstruktion mit Atemwegsverlagerung, konnte nach der Behandlung mit der pre-epiglottischen Platte mit Tubus, eine sofortige Verbesserung der Sauerstoffsättigung, Atemexkursionen und der Zungenlage festgestellt werden.

Konservative, nicht-invasive Verfahren (Bauchlagerung, nasopharyngeale Intubation und orthopädischer Behandlung) sind noch nicht flächendeckend in allen Zentren etabliert [30]. Zu den invasiven Verfahren zählen die Tracheotomie, Distraktion und die

Lippen- Zungen-Adhäsion. Die Lippen-Zungen-Adhäsion ist der gebräuchlichste chirurgische Eingriff [31]. Die Distraktionsorthogenese des Unterkiefers wird in der Literatur als sichere und effektive chirurgische Methode beschrieben, um Kindern mit isolierter Pierre Robin Sequenz die Tracheotomie zu ersparen [32]. Dadurch wird die Atemwegsverlagerung und die Microgenie behoben. Bei der Distraktionsorthogenese des Unterkiefers können mehrere Komplikationen auftreten und sollte heute nicht mehr angewandt werden. Die invasiven Behandlungskonzepte zeigten keine befriedigenden Ergebnisse und sind sehr belastend für Patient und Familie [33, 34, 35, 36].

Der Einsatz der „Tübinger Platte" mit starrem Sporn, bei Säuglingen mit Pierre Robin Sequenz, ist eine Therapieform für die Typ-1-Obstruktion und Typ-2-Obstruktion, die zufriedenstellende Ergebnisse erreicht, die aber einen stationären Aufenthalt von bis zu 71 Tagen benötigt [37]. Die pre-epiglottische Platte mit Tubus basiert auf dem Konzept der „Tübinger Platte". Durch den individuellen Tubus und durch die biometrische Analyse (Lage, Länge, Lumen, Ausdehnung und die Kraft, die auf der Zungenwurzel oder Tumorgewebe wirkt), ist es möglich, die Versorgung in nur einer Behandlung an das Umfeld der Obstruktion anzupassen. Ein stationärer Aufenthalt wird auf ein Minimum reduziert, ca. 3-7 Tage. Die Therapie kann nur erfolgreich sein, wenn die Eltern als „Ko-Therapeuten" mit einbezogen werden [28, 29].

8.0 Zusammenfassung

Für Kinder, die eine Typ-3-Obstruktion und Typ-4-Obstruktion haben, ist nach unseren Erfahrungen die Anwendung der pre-epiglottischen Platte mit Tubus, in Kombination mit der Einbeziehung der Eltern als „Ko-Therapeuten", Pädiatern, Prothetikern, Kieferchirurgen, HNO-Ärzten, Logopäden und einer konsequenten Überwachung der Therapie und ggf. Behandlung eine gut praktizierbare Behandlungsoption.

9.0 Literaturverzeichnis

1. Ghelfi, D.:
   Schlafapnoen bei Kindern
   Hans Huber Verlag, Bern 2000, S. 463-464.

2. Sher AE, Shprintzen RJ, Thorpy MJ.:
   Endoscopic observations of obstructive sleep apnea in children with anomalous upper airways: predictive and therapeutic value.
   Int J Pediatr Otorhinolaryngol. 1986 Apr;11(2):135-46.

3. Shukowski, W.P.:
   Apropos of the etiology of congenital inspiratory stridor
   (article published in German in the Jahrbuch für Kinderheilkunde, 1911).
   Ann Chir Plast Esthet. 1987;32(2):187-93.

4. Robin, P.:
   A fall of the base of the tongue considered as a new cause of nasopharyngeal respiratory impairment: Pierre Robin sequence, a translation. 1923.
   Plast Reconstr Surg. 1994 May;93(6):1301-3.

5. Böhm, H.:
   Entwicklung einer funktionskieferorthopädischen bimaxillären Plattenaperatur für Neugeborene mit schwergradiger obstruktiver Apnoe.
   Med Diss Universität Würzburg 2009, S. 3-4.

6. Wilson AC, Moore DJ, Moore MH, Martin AJ, Staugas RE, Kennedy JD.:
   Late presentation of upper airway obstruction in Pierre Robin sequence.
   Arch Dis Child. 2000 Nov;83(5):435-8.

7. Jahn, H.:
   Neues und Bewährtes in der Ätiogenese und Therapie der Pierre-Robin-Sequenz
   Med Diss Martin-Luther-Universität Halle Wittenberg, 2003.

8. Shprintzen RJ, Singer L.:
   Upper airway obstruction and the Robin sequence.
   Int Anesthesiol Clin. 1992 Fall;30(4):109-14. Review.

9. Laitinen S, Heliövaara A, Pere A, Ranta R.:
   Growth in children with Pierre Robin sequence and isolated cleft palate.
   Acta Paediatr. 1994 Nov;83(11):1161-4.

10. Aylsworth, A.S.:
    Genetic considerations in craniofacial birth defects. In: Turvey, T.A., Vig, K.W.L-, Fonseca, R.J. (eds.): Facial clefts and craniosyostosis. Principles and management. Saunders, Philadelphia – London – Toronto – Montreal – Sydney – Tokyo 1996, S. 76.

11. Gabka, J.:
    Hasenscharte und Wolfsrachen. Entstehung, Behandlung und Operationsverfahren. Walter de Gruyter, Berlin 1964, S. 1-5.

12. Fogh-Andersen, P.:
    Recent statistics of facial clefts; frequency, heredity, mortality. Internat. Symp., Huber, Bern 1964, S. 44.

13. Chung, K.-C. et al.:
    Material Cigarette Smoking during Pregnancy and the Risk of Having a Child with Cleft Lip/ Palate. Plastic and Reconstructive Surgery, Vol 105, No 2, Feb. 2000, S. 485-491.

14. Andrä, A., Neumann, H.-J.:
    Lippen-Kiefer-Gaumenspalten, Ätiologie, Morphologie, Klinik, komplexe Rehabilitation. Barth, Leipzig 1989.

15. Bethmann, W.:
    Einge humangenetische Aspekte bei Missbildungen und Syndromen im Kiefer-Gesicht-Bereich. Stomatol. 25, 1975, S. 107.

16. Neumann, H.-J.:
    Entstehung, Prävention und klinisches Bild der Lippen-, Kiefer-, Gaumenspalten. In: Andrä, A., Neumann, H.-J. (Hrsg.): Lippen-, Kiefer-, Gaumenspalten. Entstehung, Klinik, Behandlungskonzepte. Einhorn-Presse Verlag, Reinbek 1996, S. 14-90.

17. Rintala A, Ranta R, Stegars T.:
    On the pathogenesis of cleft palate in the Pierre Robin syndrome.
    Scand J Plast Reconstr Surg. 1984;18(2):237-40.

18. Edwards JR, Newall DR.:
    The Pierre Robin syndrome reassessed in the light of recent research.
    Prog Clin Biol Res. 1985;163C:289-93.

19. Schubert J, Jahn H, Berginski M.:
    Experimental aspects of the pathogenesis of Robin sequence.
    Cleft Palate Craniofac J. 2005 Jul;42(4):372-6.

20. Latham RA.:
    The pathogenesis of cleft palate associated with the Pierre Robin syndrome. An analysis of a seventeen-week human foetus.
    Br J Plast Surg. 1966 Jul;19(3):205-14.

21. Poswillo, D.:
    The Pierre Robin syndrome: etiology and early treatment.
    Trans Int Conf Oral Surg. 1967:425-9.

22. Buchenau W, Urschitz MS, Sautermeister J, Bacher M, Herberts T, Arand J, Poets CF.:
    A randomized clinical trial of a new orthodontic appliance to improve upper airway obstruction in infants with Pierre Robin sequence.
    J Pediatr. 2007 Aug;151(2):145-9. Epub 2007 Jun 22.

23. Bush, P.G., Williams, A.J.:
    Incidence of the Robin Anomalad (Pierre Robin syndrome).
    Br J Plast Surg. 1983 Oct;36(4):434-7.

24. Whitaker IS, Koron S, Oliver DW, Jani P.:
    Effective management of the airway in the Pierre Robin syndrome using a modified nasopharyngeal tube and pulse oximetry.
    Br J Oral Maxillofac Surg. 2003 Aug;41(4):272-4.

25. Bacher M, Linz A, Buchenau W, Arand J, Krimmel M, Poets C, Poets C.:
    Treatment of infants with Pierre Robin sequence.
    Laryngorhinootologie. 2010 Oct;89(10):621-9.

26. Grimm G, Pfefferkorn A, Taatz H.:
    Clinical significance of Pierre Robin syndrome and its treatment.
    Dtsch Zahn Mund Kieferheilkd Zentralbl Gesamte. 1964;43(9):385-416.

27. Beutel, M.:
    Bewältigungsprozesse bei chronischen Erkrankungen. Edition Medizin, Weinheim 1988.

28. Rosanowski, F., Eysholdt, U.:
    Phoniatric aspects in cleft lip patients.
    Facial Plast Surg 2002;18: 197-203.

29. Broder, H.L., Strauss, R.P.:
    Self-concept of early primary school age children with visible or invisible defects. Cleft Palate J 1989;26: 114-118.

30. Schaefer RB, Stadler JA 3rd, Gosain AK.:
    To distract or not to distract: an algorithm for airway management in isolated Pierre Robin sequence.
    Plast Reconstr Surg. 2004 Apr 1;113(4):1113-25.

31. Denny AD, Amm CA, Schaefer RB.:
    Outcomes of tongue-lip adhesion for neonatal respiratory distress caused by Pierre Robin sequence.
    J Craniofac Surg. 2004 Sep;15(5):819-23.

32. Heaf DP, Helms PJ, Dinwiddie R, Matthew DJ.:
    Nasopharyngeal airways in Pierre Robin Syndrome.
    J Pediatr. 1982 May;100(5):698-703.

33. Bull MJ, Givan DC, Sadove AM, Bixler D, Hearn D.:
Improved outcome in Pierre Robin sequence: effect of multidisciplinary evaluation and management.
Pediatrics. 1990 Aug;86(2):294-301.

34. Benjamin B, Walker P.:
Management of airway obstruction in the Pierre Robin sequence.
Int J Pediatr Otorhinolaryngol. 1991 Jul;22(1):29-37.

35. Sher, A.E.:
Mechanisms of airway obstruction in Robin sequence: implications for treatment.
Cleft Palate Craniofac J. 1992 May;29(3):224-31.

36. von Bodman A, Buchenau W, Bacher M, Arand J, Urschitz MS, Poets CF.:
The Tübingen palatal plate--an innovative therapeutic concept in Pierre-Robin-Sequence.
Wien Klin Wochenschr. 2003 Dec 30;115(24):871-3. German.

37. Moore SW, Satgé D, Sasco AJ, Zimmermann A, Plaschkes J.:
The epidemiology of neonatal tumours. Report of an international working group.
Pediatr Surg Int. 2003 Sep;19(7):509-19. Epub 2003 Sep 11. Review.

10 Bilderverzeichnis

Bild	Bildunterschrift
Bild 1	Typ-1-Obstruktion (Quelle: Böhm, H.: Entwicklung einer funktionskieferorthopädischen bimaxillären Plattenaperatur für Neugeborene mit schwergradiger obstruktiver Apnoe. Med Diss Universität Würzburg 2009, S. 3-4.)
Bild 2	Typ-2-Obstruktion (Quelle: Böhm, H.: Entwicklung einer funktionskieferorthopädischen bimaxillären Plattenaperatur für Neugeborene mit schwergradiger obstruktiver Apnoe. Med Diss Universität Würzburg 2009, S. 3-4.)
Bild 3	Typ-3-Obstruktion (Quelle: Böhm, H.: Entwicklung einer funktionskieferorthopädischen bimaxillären Plattenaperatur für Neugeborene mit schwergradiger obstruktiver Apnoe. Med Diss Universität Würzburg 2009, S. 3-4.)
Bild 4	Typ-4-Obstruktion (Quelle: Böhm, H.: Entwicklung einer funktionskieferorthopädischen bimaxillären Plattenaperatur für Neugeborene mit schwergradiger obstruktiver Apnoe. Med Diss Universität Würzburg 2009, S. 3-4.)
Bild 5	isolierte Velumspalte (Quelle: Pro Epi Institut)
Bild 6	komplette Gaumenspalte (Quelle: Pro Epi Institut)
Bild 7	Säugling mit Pierre Robin Sequenz (Quelle: Pro Epi Institut)
Bild 8	pre-epiglottische Platte mit Tubus (Quelle: Pro Epi Institut)
Bild 9	schlafender Säugling mit pre-epiglottischer Platte (Quelle: Pro Epi Institut)
Bild 10	Kind mit eingegliederter pre-epiglottischer Platte mit Tubus und fixation mit Klebestreifen auf der Stirn (Quelle: Pro Epi Institut)
Bild 11	Kind mit pre-epiglottischer Platte mit Tubus beim Essen (Quelle: Pro Epi Institut)
Bild 12	Kind mit pre-epiglottischer Platte mit Tubus beim Trinken (Quelle: Pro Epi Institut)